ÉTUDE CLINIQUE

SUR LES

TROUBLES INTELLECTUELS

DANS

L'ATAXIE LOCOMOTRICE PROGRESSIVE

PAR

ÉLIE GRUET

Docteur en médecine de la Faculté de Paris,
Médecin stagiaire au Val-de-Grâce.

PARIS

A PARENT IMPRIMEUR DE LA FACULTÉ DE MÉDECINE

A. DAVY, successeur.

31, RUE MONSIEUR-LE-PRINCE, 31

1882

ÉTUDE CLINIQUE

SUR LES

TROUBLES INTELLECTUELS

DANS L'ATAXIE LOCOMOTRICE PROGRESSIVE

PAR

Élie GRUET

Docteur en médecine de la Faculté de Paris,
Médecin stagiaire au Val-de-Grâce.

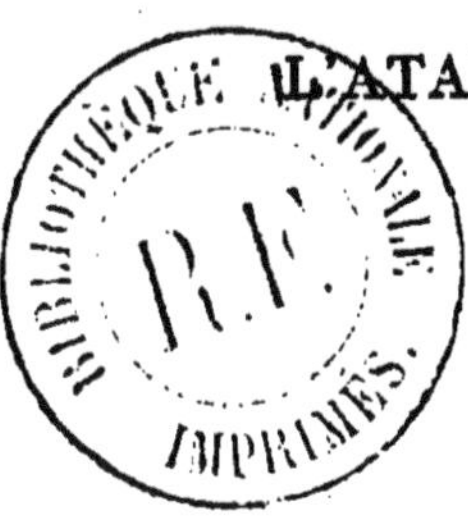

PARIS

A. PARENT IMPRIMEUR DE LA FACULTÉ DE MÉDECINE

A. DAVY, successeur.

31, RUE MONSIEUR-LE-PRINCE, 31

1882

A LA MÉMOIRE DE MON PÈRE

A MA MÈRE BIEN-AIMÉE

A MA SŒUR ET A MES FRÈRES

A LA MÉMOIRE DE MON GRAND-PÈRE, P. JEAN

A M. LE DOCTEUR E. AUBRÉE, de Rennes

A M. LE DOCTEUR RIGAL

Médecin de l'hôpital Necker,
Professeur agrégé de la Faculté de médecine

A M. LE DOCTEUR JULES LUYS

Membre de l'Académie de médecine
Médecin de la Salpêtrière.

A MES MAITRES DU VAL-DE-GRACE

ÉTUDE CLINIQUE

SUR LES

TROUBLES INTELLECTUELS

DANS

L'ATAXIE LOCOMOTRICE

PROGRESSIVE

INTRODUCTION.

Les troubles intellectuels, qui surviennent dans le cours de l'ataxie locomotrice progressive, n'ont pas encore été étudiés d'une manière bien spéciale, ni en France, ni à l'étranger.

Nous ferons une exception cependant en faveur de la paralysie générale, dont les relations avec la sclérose des cordons postérieurs ont été bien établies par les travaux de

Baillarger, Foville et Magnan, en France, de Rokitansky et de Westphal en Allemagne.

Quant aux autres désordres de l'intelligence, quelques auteurs les signalent à l'occasion, mais n'entrent, à leur sujet, dans aucun développement. — Ils ont cependant, dès 1875, attiré l'attention de M. Rey, qui leur a consacré un article dans les Annales médico-psychologiques, et c'est à proprement parler le seul travail que nous possédions sur la question. C'est ce qui nous a décidé à réunir et à analyser les quelques observations qui ont été publiées sur ce point, tant en France qu'en Allemagne, et à en recueillir nous-même quelques autres pour en faire le sujet de notre thèse inaugurale.

Nous ne nous occuperons pas de la paralysie générale, qui a déjà été l'objet de travaux nombreux et importants ; nous négligerons également l'anatomie pathologique dont la paralysie générale par propagation eût constitué la partie la plus intéressante.

Notre étude sera exclusivement clinique.

Nous nous attacherons d'abord à bien établir l'existence des troubles intellectuels et de l'affection médullaire, à indiquer le début de l'une et de l'autre affection, les caractères propres à chacune d'elles, leurs rapports et leur influence réciproque. — Nous espérons pouvoir démontrer que des *symptômes propres* à l'ataxie peuvent exercer une influence évidente sur la production des hallucinations et des interprétations délirantes. Il n'est pas douteux, en effet, que, dans certains cas, l'apparition des troubles intellectuels peut n'être qu'une simple coïncidence, par cela seul que l'ataxie locomotrice ne saurait créer une immunité contre l'aliénation mentale et réciproquement. De plus, nous ferons la part exacte de ce qui revient à l'alcoolisme ou au morphinisme.

Nous donnerons d'abord un court exposé historique de la question, puis, dans une première partie, nous étudierons les troubles légers qui ne nécessitent pas l'entrée du malade dans un asile, tels que la mélancolie simple, l'hypochondrie, l'affaiblissement de la mémoire, l'apathie intellectuelle, etc. ; notre seconde partie sera consacrée à l'aliénation mentale proprement dite; en dernier lieu, nous traiterons du diagnostic.

Que M. le Dr Luys, sous l'inspiration duquel nous avons entrepris ce travail, veuille bien nous permettre de lui adresser nos plus sincères remerciements pour la bienveillance avec laquelle il nous a toujours accueilli dans son service et les précieux renseignements qu'il nous a communiqués. Nous prions également notre excellent ami M. Bodinier, interne des hôpitaux, de recevoir l'expression de notre vive gratitude pour l'obligeance qu'il a mise à faciliter nos recherches au lit des malades.

HISTORIQUE.

Lorsque Duchenne (de Boulogne) eut tracé d'une façon si saisissante le tableau clinique de la maladie qui depuis porte son nom, la plupart des autorités médicales de l'époque, à l'instar de Trousseau, rangèrent l'ataxie locomotrice parmi les névroses. Aussi voit-on les auteurs noter immédiatement l'état de l'intelligence et plus particulièrement du caractère dans les cas ordinaires, c'est-à-dire, sans complication de folie.

Ainsi, dès 1844, Steinthal mentionne le caractère gai ou indifférent et plus particulièrement la bonne humeur et la résignation des ataxiques.

Duchenne n'a jamais constaté dans les cas simples, c'est-à-dire sans complication, ni hésitation de la parole, ni tremblement des lèvres et de la langue, ni la folie ambitieuse ; il a été frappé, au contraire, presque autant de l'intégrité des facultés intellectuelles que de l'intégrité de la force musculaire.

Trousseau, confirme absolument l'opinion de Duchenne. « En dépit des graves symptômes que je viens d'analyser, les individus, affectés d'ataxie locomotrice progressive, conservent presque tous, jusqu'à la fin, l'intégrité de leurs facultés intellectuelles. »

Grisolle, lui, a noté parfois de l'embarras de la parole, qui lui a été expliqué, plusieurs fois, à l'autopsie, par l'atrophie de l'hypoglosse ; mais, pour lui, comme pour Duchenne et Trousseau, l'intelligence reste jusqu'à la fin, à peu près intacte.

Lorsque les travaux de l'Ecole de la Salpêtrière, lorsque les belles recherches de MM. Bourdon et Luys, Vulpian, Charcot et Pierret, eurent démontré qu'il s'agissait d'une myélite chronique, d'une sclérose systématique des cordons postérieurs, l'attention des observateurs se trouva attirée sur la possibilité d'une extension de la lésion spinale au cerveau. A cette notion se rattachent les travaux sur la paralysie générale. En Allemagne, il faut citer les noms d'Hoffmann, de Joffe, de Turk et surtout le beau travail de Westphal (Tabes dorsalis et paralysis universalis progressiva ; Zeitschr f. psych. chap. xx) ; en France, les noms de Baillarger, de Jaccoud (Paraplégies et ataxie du mouvement, 1864), de Foville, etc.

L'histoire clinique de l'ataxie locomotrice a fait de grands progrès ; à côté des cas types on est arrivé à reconnaître des formes anormales, irrégulières et en particulier des formes cérébro-spinales.

Aussi devait-on être amené à chercher les relations qui pourraient exister entre les troubles intellectuels, autres que la paralysie générale, et l'ataxie locomotrice.

Déjà dès 1864, M. Topinard, dans un mémoire couronné par l'Académie de médecine, signale les troubles de l'intelligence comme complication de l'ataxie locomotrice. Il a noté, dans ses observations, de l'affaiblissement de la mémoire, des absences, des illusions, de véritables hallucinations. Mais il n'insiste pas assez sur les relations que peuvent présenter ces troubles avec la maladie spinale.

M. Rey, au contraire, dans un travail très consciencieux (Annales méd. psych., 1875), étudie les rapports des deux affections, leur influence réciproque, et démontre clairement qu'il y a là plus qu'une simple coïncidence. C'est à ce travail que nous emprunterons une grande partie de nos observations, ce qui nous permet d'en parler très sommairement ici.

Bien que la voie ait été ouverte, la question en est restée à ce point, et parmi les auteurs classiques, M. Luys est peut-être le seul qui ne la passe pas tout à fait sous silence : « On constate, dit-il, chez les ataxiques, certaines bizarreries d'humeur, certains troubles de caractère qui les portent à méconnaître leur situation, au moins dans les premiers. Mais peu à peu, par le fait de l'envahissement sclérotique, l'énergie mentale faiblit, et le malade présente, principalement dans la dernière période, au moral, des phénomènes d'insouciance et d'apathie profonde; néanmoins, il existe des exemples indubitables dans lequels on a vu les troubles spinaux de l'ataxie locomotrice rester plusieurs années stationnaires, puis, à un moment donné, se propager au loin et amener, par contre-coup, des troubles psychiques très accentués qui, le plus souvent, sont ceux de la paralysie générale. » (Luys, Traité clinique des maladies mentales, 1881).

En Allemagne, le D\ Ludwig Kirn, médecin à Illenau, a relaté l'observation d'une affection cérébro-spinale constituant, avec l'élément psychique, une forme phrénopathique particulière complètement différente de la paralysie générale. Ce cas se rapporte à une dégénérescence grise de la moelle qui se traduisit à l'extérieur par des anomalies multiples de la sensibilité et l'ataxie locomotrice progressive. (Allgemeine Zeitschrift für Psychiatrie, 1868.)

D'après Obeistener, les troubles intellectuels sont relativement fréquents dans le cours de l'ataxie locomotrice. Il les divise en deux grandes classes : les uns ne sont point distincts de la maladie elle-même et doivent être considérés comme déterminés par la propagation à l'encéphale des lésions primitivement développées dans la moelle; les autres, au contraire, indépendants jusqu'à un certain point de la maladie primitive, sont dus à des causes accidentelles et viennent la compliquer.

Les symptômes qui rentrent dans la première classe sont quelquefois assez peu prononcés. Les tabétiques ont un caractère difficile; ils sont mous, apathiques, hypochondriaques; ils ne peuvent se livrer à aucun travail sérieux. (Sur les troubles psychiques qui surviennent dans le cours de l'ataxie locomotrice, Wiener med. Wochens., n° 30 1875.)

Obeistener ne semble pas avoir tenu compte, dans son appréciation, de l'influence que i'usage prolongé de l'opium peut avoir sur la production des troubles intellectuels; nous reviendrons plus loin sur ce point.

De cet exposé historique, il résulte que les désordres psychiques sont relativement assez rares dans l'ataxie locomotrice ; que le plus fréquent de ces troubles est la paralysie générale, et qu'en somme il existe entre les auteurs d'assez grandes divergences d'opinions, principalement en ce qui a trait à ce qu'on pourrait appeler l'état moral des ataxiques.

CHAPITRE PREMIER

Mélancolie simple.—Hypochondrie.—Apathie intellectuelle
Affaiblissement de la mémoire.

Certaines maladies longues et douloureuses, le rhumatisme chronique et la goutte, par exemple, impriment à l'état mental de l'individu des modifications plus ou moins profondes et d'une durée plus ou moins longue.

A ces deux phénomènes, chronicité et douleur, vient se joindre, dans l'ataxie locomotrice, une cause adjuvante de perturbation mentale : c'est le siège même de la maladie que les savantes recherches de MM. Bourdon et Luys nous ont appris à localiser dans la moelle épinière. Nous savons en effet, que le fonctionnement du cerveau est tellement lié à celui des différents départements du système nerveux, qu'il subit fatalement le contre-coup des perturbations fonctionnelles dont telle ou telle région éloignée peut être le point de départ. Or, tandis que dans les autres maladies de la moelle épinière, dans la sclérose des cordons latéraux, par exemple, le retentissement centripète de la dégénérescence spinale ne se fait pas sentir d'une façon appréciable sur le cerveau (Luys), dans la sclérose des cordons postérieurs, au contraire, le cerveau subit assez souvent le contre-coup des perturbations fonctionnelles dont la moelle est le siège.

Ces troubles, il est vrai, sont le plus souvent peu marqués ; ils passent même fréquemment inaperçus aux personnes qui ne vivent pas dans l'intimité du malade. Ils n'en ressortissent pas moins au domaine médical, car, dans un assez grand nombre de cas, ils ne sont que le premier degré de cette transition insensible qui, de l'affaiblissement intellectuel simple, conduit au délire et à la démence complète. Le médecin doit donc connaître et la possibilité de leur apparition et leur gravité, s'il ne veut pas s'exposer à des erreurs de pronostic, chose toujours très préjudiciable dans la pratique.

Examinons donc ces perturbations mentales d'après leur ordre de gravité, qui assez souvent concorde avec leur ordre d'apparition.

Tout à fait au début, l'on voit quelquefois se produire des phénomènes qui ne manquent pas d'une certaine analogie avec ceux qui signalent l'invasion de la paralysie générale. Tel individu, jusque-là d'une tenue irréprochable, devient tout à coup d'un laisser-aller étonnant. Il est négligé dans son habillement ; il omet de fermer son pantalon et s'étonne qu'on lui en fasse la remarque ; il tient même parfois des propos plus ou moins lascifs devant les membres de sa famille ; cet individu, jusque-là très laborieux, néglige ses affaires, pour ne s'occuper que de sa maladie, sur laquelle, au moins pendant les premiers temps, il se fait assez volontiers illusion. M. Luys, qui a eu occasion d'observer plusieurs fois des faits de ce genre et a suivi les malades pendant très longtemps, n'a jamais observé, par la suite, de symptômes de paralysie générale.

Du reste, disons-le en passant, on a signalé d'autres analogies avec la paralysie générale. M. Baillarger (Annales médico-psychologiques, mai 1881), relate deux observations du Dr Plaxton, ayant trait à des cas d'ataxie locomotrice avec troubles psychiques simulant ceux de la paralysie générale. Deux ans après l'apparition du délire des grandeurs, l'autopsie n'a révélé aucune des lésions de la paralysie générale. Il est vrai que, dans ce cas, on pourrait rappeler les anomalies si fréquentes dans la marche de la paralysie générale et invoquer les recherches de Magnan, qui ont montré que les lésions de la paralysie générale ne sont pas toujours appréciables. Cette dernière objection perd beaucoup de sa valeur en face de la longue durée de la maladie, et, en ce qui concerne la première question, Westphal et Plaxton se sont bornés à admettre ce que démontrait l'autopsie, sans faire une supposition qui pouvait paraître purement hypothétique.

Voilà, parmi les troubles intellectuels les plus légers, ceux que l'on observe à la période de début; hâtons-nous de dire qu'ils sont d'une rareté excessive.

A la période d'état, les modifications dans le caractère ne sont plus les mêmes et deviennent plus fréquentes. Ici les auteurs sont loin d'être d'accord.

Tandis que M. Luys signale, chez les ataxiques, des bizarreries d'humeur et des troubles de caractère, Steinthal mentionne leur bonne humeur et leur résignation; Topinard leur attribue même une physionomie souriante et un caractère facile. A priori, il semble difficile de se représenter gai et souriant un individu atteint d'ataxie locomotrice, pour peu que l'on songe au rôle que joue l'élément douleur dans cette maladie. De fait, l'on rencontre des ataxiques dont le caractère justifie jusqu'à un certain point les assertions de Steinthal et de Topinard. Mais c'est là l'infime exception. On peut, du reste, s'en laisser imposer assez facilement par la mine de ces malades. Un certain nombre d'entre eux ont l'aménité, la douceur peintes sur le visage. Vient-on à interroger les gens qui vivent dans leur intimité, l'on apprend qu'ils sont insupportables. La malade, qui fait le sujet de l'obs. II, est un type de ce genre.

D'autres fois, au seul aspect du visage de l'ataxique, on peut se faire une idée exacte de son caractère. Les malades de cette seconde catégorie ont un air hargneux ou inquiet et défiant ; ils se croient volontiers en butte aux persécutions d'autrui. Telle est la malade de l'obs. I.

OBSERVATION I.— Ataxie ; période d'état ; influence des symptômes de l'ataxie sur l'état mental ; irritabilité excessive.

Ad... (Louise), 56 ans, salle Saint-Denis, n° 19, entrée le 6 octobre 1877.

Père, violent, mort à 25 ans. Mère nerveuse, devenue aveugle depuis peu, vit encore. — Sœur hystérique et « ataxique ? », paralysée du côté gauche. — Frère violent.

Elle-même a eu des crises nerveuses avec perte de connaissance dans sa jeunesse ; bonne santé par ailleurs, bien réglée. Son métier de frangeuse l'obligeait à être assise toute la journée. Veilles ordinaires jusqu'à deux heures du matin. A souffert de la faim et du froid pendant le siège ; chagrin à la mort d'un enfant. Pas de traces de syphilis ; pas d'habitudes alcooliques ; privations nombreuses.

7 octobre 1877. Voici l'état de la malade à cette époque. (Il nous a été communiqué par M. Bodinier, interne du service, qui l'a trouvé consigné dans une note jointe au billet de la salle de la malade).

Le début de l'ataxie, qui remonte à sept ans, a été marqué par des douleurs fulgurantes dans la jambe et le talon droits et plus tard dans la jambe gauche. Marche pénible ; chutes subites dans la rue ; crises anales et vésicales ; miction subite et involontaire.

Incoordination motrice dans les deux jambes, mais plus marquée dans la jambe droite. Jambe gauche plus faible.

Sensibilité au contact obtuse, mais conservée dans les 4 membres.

Sensibilité à la douleur et à la température conservée partout.

Vue affaiblie surtout à gauche : pas de strabisme ; pupilles contractées.

Pas de sommeil. Céphalalgie fontale. Sensation de froid.

15 octobre 1881. La malade ne peut se tenir debout. Perte du réflexe tendineux. Ataxie complète des membres inférieurs ; rien aux membres supérieurs. Différentes sensibilités conservées, excepté la sensibilité tactile qui est perdue aux membres inférieurs. Incontinence d'urine. Sténose pupillaire. Ne voit presque plus de l'œil gauche. De temps en temps, la malade accuse une sensation générale de chaleur qui dure pendant cinq, six, sept et huit jours.

Etat mental. — Air inquiet et défiant ; ne regarde jamais les gens en face, mais tient constamment la tête baissée et un peu inclinée à droite. Susceptibilité extrême, s'occupe de tout ce qui se dit ou se fait autour d'elle pour tâcher d'y découvrir quelque chose de vexatoire à son endroit ; s'imagine que tout le monde se moque d'elle, et, pour cette cause, est constamment en petite guerre avec ses voisines ou les filles de salle. Ce qui frappe le plus ceux qui étudient son caractère, c'est l'influence qu'exercent sur son état mental certains troubles de la sensibilité. Quand sa sensation de chaleur « sa fièvre » la prend, elle devient inabordable ; la moindre chose l'irrite et l'exaspère. Sa mauvaise humeur persiste même deux ou trois jours après la disparition de cette fausse sensation dont elle reconnaît, en général, le caractère subjectif au bout de ce laps de temps. Elle dit alors : « je croyais avoir la fièvre. »

Une autre cause imprime à son état mental des modifications très-nettes. Depuis plusieurs années, elle éprouve des hallucinations de la sensibilité ; il lui semble qu'une main la saisit par la nuque, ce qui la fait se retourner pour voir s'il n'y a pas quelqu'un derrière elle. Bien qu'elle reconnaisse le caractère subjectif de cette sensation, son intelligence en est fâcheusement influencée. Quand cela lui arrive la nuit, elle en éprouve des terreurs et, pendant quelques jours, elle devient plus peureuse et plus inquiète.

Elle dort du reste très-rarement ; son sommeil est troublé par des rêves effrayants. Elle voit constamment « des soldats se battre et se tuer et des cavaliers tomber dans l'eau. » Des cauchemars la réveillent en sursaut. Elle pleure facilement.

N'a jamais pris d'injection de morphine.

Dans cette observation, nous voyons des symptômes propres à l'ataxie, des troubles de la sensibilité contribuer puissamment à modifier le caractère des ataxiques. Tout le monde connaît l'histoire de ce malade, atteint d'ataxie locomotrice, qui, poursuivi continuellement par une sensation intense de chaleur, faisait périr de froid tous les

Gruet.

gens de sa maison. En plein hiver, il tenait grandes ou-
vertes toutes les fenêtres de sa maison, et c'est à peine si,
sur les instances de sa famille, il se décidait à faire un feu
de carton lorsqu'il avait des invités à sa table. Dans notre
observation, la modification de l'état mental causée par la
fausse sensation de chaleur persiste encore quelques jours
après la disparition de celle-ci ; de même la fausse sensation perçue à la nuque exerce une influence de plus en plus
grande. La malade reconnaît le caractère subjectif de son
hallucination ; cependant son intelligence en subit déjà le
contre-coup ; elle devient peureuse, inquiète ; il lui faut un
certain effort de la raison pour reconnaître cette fausseté.
Or, de là à l'hallucination véritable, à la sensation fausse
prise et acceptée pour vraie, il n'y a qu'un pas.

Les malades chez lesquels nous avons constaté ces divers troubles ont souvent présenté en outre une sensiblerie
exagérée et une tristesse invincible. La malade de l'obs. II
nous en offre un exemple.

OBSERVATION II. — Ataxie; période d'état; changements de caractère;
mélancolie simple; apathie intellectuelle; affaiblissement de la mémoire.

Devaul... (Louise-Céline), modiste, 45 ans, née à Troyes
(Aube). Salle Pinel, n° 23. Entrée le 12 mars 1878. Etait
toute jeune lorsqu'elle a perdu ses parents ; ne peut nous
fournir de renseignements sur leur santé.

Pas d'habitudes alcooliques. Pas de traces de syphilis.
Bien réglée jusqu'en 1874, époque à laquelle elle a cessé
d'avoir ses règles.

La maladie a commencé, il y a neuf ans, par des engourdissements aux membres inférieurs ; elle a éprouvé en-

suite des douleurs en ceinture et des douleurs fulgurantes
qui ont duré peu de temps; les phénomènes douloureux
ont du reste été très rares chez elle.

La malade a cessé de marcher, il y a environ cinq ans.
Actuellement elle perd ses jambes dans son lit; anesthésie
et analgésie des membres inférieurs; sensibilité à la température conservée; pas d'ataxie des membres supérieurs;
pupilles normales; douleurs sus-orbitraires; sentiment
de constriction au-dessus des tempes; engourdissement
dans la tête; vertiges.

Ce qui frappe les personnes qui ont connu la malade,
c'est le changement qui s'est opéré dans son caractère depuis trois ans environ. Elle était très-gaie et très-douce,
même dans les premières années de sa maladie; elle est
devenue irritable et d'une tristesse invincible. Elle passe
des journées entières sans dire un mot, immobile, les
yeux fixés sur le même point. Incapable d'un effort intellectuel même léger, elle ne peut plus lire, ce qu'elle ai-
mait pourtant beaucoup autrefois. Elle s'irrite facilement
et pleure pour un rien. Un jour qu'elle avait entendu la
surveillante de salle nous dire qu'elle avait un caractère
difficile, elle fut prise d'un accès de pleurs que nous eûmes
toutes les peines du monde à calmer et qui se reproduisit
du reste pendant plusieurs jours de suite. Elle se rappelle
assez bien les faits récents, mais les souvenirs lointains
sont confus chez elle; pour sa maladie même, elle ne nous
donne les renseignements que d'une façon oute approxi-
mative; la mémoire semble donc affaiblie, surtout si l'on
considère l'âge peu avancé de la malade.

Nous avons eu l'occasion d'observer un grand nombre
de malades de ce genre, et nous ne pouvons oublier l'ex-

pression de tristesse peinte sur le visage de ces malheu-
reux qui restent muets et immobiles pendant des journées
entières.

L'ensemble des divers symptômes que nous venons
d'énuméner nous paraît se rapporter assez bien à ce qui a
été désigné par Ettmuller sous le nom de mélancolie sans
délire, par Emroth sous le nom de mélancolie morale, et
par M. L. Colin (du Val-de-Grâce) sous le nom de mélancolie simple. Cet état, dans son degré le plus accentué,
se rapproche beaucoup de la lypémanie raisonnante d'Es-
quirol.

La mélancolie simple est du reste très fréquemment le
début de la lypémanie, surtout quand elle est accompagnée
de fausses sensations, comme dans le cas que nous citons.
Nous en citerons un exemple qui, bien qu'absolument
étranger à l'ataxie locomotrice, ne manque pas d'une certaine analogie avec le genre de faits que nous étudions. Il
est emprunté à Darwin par M. Parchappe.

Un jeune fermier à qui, pendant un hiver rigoureux, on
volait son bois, se cache sous une meule pour épier le vo-
leur, et reste exposé au froid pendant plusieurs heures de
la nuit. Une vieille femme survient, fait de ce bois un fagot, et, au moment où elle allait l'emporter, le fermier se
saisit de la vieille et lui fait des menaces. Celle-ci s'age-
nouille sur le fagot, et levant les yeux vers le ciel, elle dit
au fermier déjà tremblant de froid : « Que Dieu permette
que jamais tu ne connaisses le bonheur d'avoir chaud. » Le
lendemain, il se plaignit du froid et se revêtit d'une autre
redingote, puis d'une autre encore quelques jours après ;
au bout de quinze jours, il se mit au lit, toujours se plai-
gnant que rien ne pouvait le réchauffer. Il se couvrit de
plusieurs couvertures et se fit mettre un crible sur la figure

Cette fausse idée lui fit garder le lit pendant vingt ans de peur d'avoir froid, et à la fin, il mourut.

(Ann. méd.-psych., T. III, p. 68.)

Michea, du reste, a bien indiqué l'influence que sont susceptibles d'exercer certains troubles de la sensibilité générale sur la pathogénie de certains délires. Et quand on songe à la fréquence de ces troubles de la sensibilité, dans l'ataxie locomotrice, on est étonné de la rareté relative des désordres intellectuels dans cette maladie.

L'*hyponchondrie* se montre aussi quelquefois dans le cours de l'ataxie locomotrice. Elle est cependant beaucoup plus rare qu'on ne pourrait le supposer tout d'abord.

L'observation suivante, que nous avons recueillie dans le service de M. Luys, nous offre un exemple d'hypochondrie liée à l'ataxie locomotrice.

OBSERVATION III. — Ataxie; période d'état; hypochondrie dont le début a coïncidé avec la perte de la vue; affaiblissement de la mémoire.

Gaill... (Séraphine), 62 ans, couturière, entrée le 4 octobre, salle Pinel, n° 24.

Père épileptique, mère rhumatisante.

Etait bien réglée et jouissait d'une bonne santé habituelle. A eu deux enfants qui sont morts de convulsions, l'un à six mois, l'autre à trois mois. Pas d'antécédents syphilitiques, ni d'habitudes alcooliques.

Le début de la maladie remonte à dix-sept ans. Il a été marqué par une violente douleur en ceinture qui l'a prise subitement et n'a pas duré moins de douze heures. Pendant près d'un an, la malade est restée dans un calme à peu près complet et n'a rien ressenti, si ce n'est quelques engourdissements dans les jambes, principalement lors-qu'elle était restée longtemps assise. Un an juste après l'invasion de la première douleur en ceinture, elle a res-senti des douleurs fulgurantes dans les membres infé-rieurs.

En 1875, elle a perdu l'œil gauche en l'espace d'un mois et demi environ. En 1878, elle a remarqué que la vue faiblissait du côté droit; elle voyait les objets comme à travers un brouillard ; cependant elle n'a perdu complè-tement la vue que depuis un an.

Etat actuel. La malade ne peut marcher qu'en se fai-sant aider ; elle déjette fortement les jambes et frappe le sol du talon. La jambe gauche est plus faible que la droite. Perte du réflexe tendineux. Les différentes sensi-bilités sont toutes plus ou moins émoussées, surtout aux membres inférieurs. Sensation générale de froid, parti-culièrement marquée à la jambe gauche. Incoordination à peine appréciable aux membres supérieurs. Pas de phénomènes douloureux, si ce n'est quelques douleurs gastriques et vésicales, qui se montrent du reste très-rarement. Pupilles dilatées.— *Etat mental.* Pas d'irritabi-lité. Insomnie ; rêves effrayants, cauchemars la réveil-lant en sursaut. N'avait pas présenté de modification no-table dans son état mental avant l'époque où elle a per-due la vue. A cette époque qui a été marquée par une exacerbation dans les phénomènes ataxiques, le caractère de la malade s'est assombri ; sa santé est devenue son unique préoccupation. La surveillante de salle nous dit que c'est une vieille maniaque qui croit avoir toutes les maladies. Elle a, paraît-il, accusé les sensations les plus bizarres. Aujourd'hui, elle évite avec soin de remuer, parce qu'elle a, dit-elle, une poche d'eau dans le côté, qu'elle sent balloter à chaque mouvement. Elle présente, en un mot, des tendances hypochondriaques très-marquées.

Elle présente de plus un affaiblissement assez marqué de la mémoire.

L'hypochondrie, dans ce cas, a présenté ceci de spécial, c'est qu'elle s'est déclarée à l'occasion de la perte de la vue. Nous n'insistons pas sur ce point, car, à propos du diagnostic, nous verrons ce que peuvent présenter d'intéressant les rapports de l'ataxie locomotrice et de l'hypochondrie. Disons toute de suite cependant que, si on s'en rapporte au dire de Westphal, le début de la sclérose des cordons postérieurs serait quelquefois accompagné de manifestations hypochondriaques.

L'affaiblissement de la mémoire est, de tous les symptômes que nous étudions, le plus constant et le plus marqué. Nous le trouvons soit seul, soit accompagné des troubles légers que nous venons de décrire, soit enfin associé à des perturbations mentales plus graves, comme nous le verrons dans le chapitre suivant. Il n'attend point, pour se manifester, que la maladie en soit à la période terminale, mais se montre à des époques plus ou moins avancées de la période d'état.

A ces divers troubles, viennent enfin s'adjoindre un *affaiblissement marqué de l'énergie mentale*, une profonde *apathie intellectuelle*, une sorte de *torpeur générale*. Ces symptômes, constants à la période terminale, très fréquents à la fin de la période d'état, peuvent apparaître à une époque moins avancée de la maladie. Il est vrai qu'ici l'opium peut être très souvent incriminé. Cependant, nous avons observé ces phénomènes dans des cas où le morphinisme ne pouvait être mis en cause. Du reste, dans l'intoxication par l'opium, dans le thébaïsme en particulier, cet affaiblissement présente assez souvent certains caractères qui permettent d'en diagnostiquer la cause.

En terminant ce chapitre, nous tenons à signaler certains symptômes cérébraux et quelques phénomènes de sensibilité que nous trouvons cités, dans nos observations, à côté des troubles intellectuels.

En première ligne, citons les rêves, les cauchemars, qui sont très fréquents chez les ataxiques et qui exercent une influence manifeste sur leur caractère. Il ne serait point surprenant que, dans la maladie qui nous occupe, ces rêves ne devinssent la cause de désordres intellectuels graves. Malheureusement toutes les observations que nous avons recueillies sont muettes à ce sujet. Cependant, comme l'a fort bien dit M. Luys, l'étude des rêves, considérée comme l'expression déréglée de l'activité des cellules cérébrales, renferme des données intéressantes au point de vue de la pathologie mentale, en général, et surtout de la pathogénie de certains délires.

Signalons enfin, comme symptômes cérébraux : les vertiges, la céphalalgie, puis la mydriase ou le myosis, que nous trouvons dans presque toutes les observations.

Reste enfin à déterminer la fréquence de ces troubles intellectuels. M. Topinard fixe la proportion à un dixième des cas. Cette proportion est peut-être juste en ce qui concerne les troubles qui relèvent de l'aliénation mentale proprement dite, mais elle nous semble un peu faible en ce qui a trait aux troubles légers que nous avons étudiés dans ce chapitre.

CHAPITRE II

De l'aliénation proprement dite.

OBSERVATION IV (Rey). — Homme, 59 ans. Ataxie locomotrice ; incoordination des mouvements ; amaurose, troubles intellectuels consécutifs ; marche progressive des accidents ataxiques ; disparition complète du délire.

Nev... (Jean), 59 ans, employé, né à Saulieu (Côte-d'Or), entré le 19 septembre 1874, venant de l'hôpital Necker, atteint du délire des persécutions avec hallucinations. On lui faisait des misères, on l'empêchait de dormir. Il est ataxique et amaurotique.

A son entrée, le malade est agité. Il croit entendre ses parents et ses amis, On se moque de lui, on lui jette quelque chose à la figure. Il refuse de manger et de boire.

Cet état n'a duré qu'une quinzaine de jours, le délire a totalement disparu ; l'intelligence est intacte, ainsi que la mémoire. Nev... fournit lui-même les renseignements les plus exacts sur sa maladie.

Pas d'antécédents héréditaires. Pas de maladies de l'enfance. Etant militaire, il a fait de fréquents excès de boisson, surtout en Afrique, où il buvait de l'absinthe. Il a fait aussi des excès de femmes. En 1846, il contracta la syphilis. Il a eu des accidents secondaires. En 1857, au

Sénégal, il a eu des accès de fièvre pernicieuse et plusieurs attaques de rhumatisme articulaire. Pendant le siège, en 1871, chargé de diriger des travaux sur les fortifications, il est resté longtemps exposé à l'humidité. C'est vers cette époque que se sont montrés les premiers symptômes d'ataxie. Deux ans après, la vue a commencé à s'affaiblir graduellement et la cécité était complète peu de jours seulement avant l'entrée du malade à l'asile.

L'état mental était des plus satisfaisants, avant que le malade ait perdu la vue. C'est au moment même où la cécité a été complète, que le délire a éclaté, affectant la forme lypémaniaque. Il se croyait traduit devant un conseil de guerre, il assistait à toutes les phases d'un procès, il s'est entendu condamner à mort. On lui tirait des balles dans les jambes et dans les yeux. Il voyait ses pieds partagés à coups de hache. Il souffrait horriblement dans les parties ainsi mutilées. On lui faisait manger des excréments; il en percevait l'odeur et le goût, quand on parvenait à lui faire prendre quelques aliments.

Cette période d'excitation n'a duré qu'une quinzaine de jours avec quelques intervalles de calme. Les troubles intellectuels ont disparu spontanément sans laisser aucune trace.

Mars. — Augmentation des douleurs, crises gastriques, bourdonnements d'oreilles incessants. L'intelligence et la mémoire restent intacts.

OBSERVATION V (Rey). — Homme 40 ans, Ataxie locomotrice; amaurose partielle; accidents syphilitiques; incoordination des mouvements; troubles intellectuels; affaiblissement des facultés et dépression mélancolique; même état de l'ataxie; l'état mental s'est amélioré.

Gil... (Pierre), 40 ans, sellier, né à Verne (Ile-et-Villaine) entre le 22 juin 1875, atteint d'affaiblissement intellectuel, dépression mélancolique, idées et tentatives de suicide, découragement, etc.

Son frère, blessé pendant le siège, a été soigné à Sainte-Anne pour des accès de manie consécutive.

Notre malade affirme n'avoir jamais fait d'excès. Antécédents syphilitiques. Logement humide.

Le début de la maladie remonte à dix ans environ; douleurs aux jambes. L'année suivante, affaiblissement de la vue.

Un matin, vers six heures, sans aucun signe précurseur, le malade a éprouvé à la gorge une sensation de chaleur et de constriction, avec aphonie. Depuis, la voix est affaiblie et nasonnée.

C'est peu de jours avant son entrée à Sainte-Anne qu'il a eu un accès de mélancolie avec impulsions violentes. Depuis quelque temps, il dormait mal, il s'irritait facilement.

Le malade a quelquefois des vertiges, des bouffées de chaleur vers la tête et de la céphalgie.

Actuellement il est très calme. Il dort bien. Il ne présente d'autres troubles qu'un peu d'affaiblissement de l'intelligence et de la mémoire, de la sensiblerie ; il est irritable. Il a le souvenir de son accès de mélancolie, qu'il attribue au chagrin de se voir si longtemps malade, sans espoir de guérison, et de laisser sa femme sans ressources.

Observation VI (Rey). — Homme 50 ans. Ataxie loc.; période d'état; troubles intellectuels consécutifs; affaiblissement simple de l'intelligence et de la mémoire; l'ataxie se généralise; état stationnaire des troubles intellectuels.

D... (Godefroy), 50 ans, entre à Sainte-Anne, le 8 octobre 1874, venant de la Charité. Il est atteint d'affaiblissement des facultés mentales avec confusion dans les idées.

Cet homme était maître-d'hôtel dans une maison bourgeoise. Il n'a fait d'excès d'aucune sorte. Pas d'antécédents héréditaires; pas de maladies antérieures. Cependant, comme nous n'avons d'autres renseignements que ceux fournis par le malade, nous devons rester dans le doute à ce sujet.

En 1874, D... partit pour les Etats-Unis avec ses maîtres. Quelques mois après son arrivée, il eut des douleurs aux jambes, d'abord limitées, assez faibles, qui augmentèrent bientôt et gagnèrent la totalité des membres inférieurs. Il avait en même temps de la céphalalgie et parfois des vertiges, la vue se troublait.

Après un an de séjour en Amérique, il revint à Paris. Les douleurs étaient plus vives, affectant particulièrement le côté droit. La marche s'embarrassant peu à peu, il dut quitter son service, et le 12 juin 1874, il entrait à la Charité.

Peu après son entrée à l'hôpital, les troubles intellectuels ont éclaté, caractérisés par un délire de persécution, hallucinations de la vue et de l'ouïe, crainte de l'empoisonnement, il voyait la sœur du service lui enfoncer un stylet dans les membres; des animaux cherchaient à le mordre, on lui introduisait du poison dans la bouche. Cet état a nécessité son transfert à l'asile. Le malade ne s'est pas

aperçu de ce changement, il n'en a pas conservé le souvenir.

Les douleurs siègent aux membres inférieurs, plus vives
du côté droit ; elles sont à peu près continuelles avec des
exacerbations la nuit. Crampes et fourmillements aux
mains. Constrictions en ceinture. Affaiblissement de la
vue ; les pupilles sont égales, très contractées. Les globes
oculaires sont un peu saillants. Le malade est couché et
ne peut marcher sans un aide. La marche est désordonnée,
il déjette fortement les jambes ; ces troubles s'exagèrent
pendant l'occlusion des paupières, et alors il perçoit mal
la résistance du sol. Etant couché, il peut exécuter des
mouvements assez étendus et avec une certaine vigueur,
mais ils manquent de précision. Nous ne trouvons rien de
particulier aux membres supérieurs.

La sensibilité générale et tactile est à peu près intacte,
ainsi que la sensibilité olfactive et gustative ; l'excitation
électro-musculaire provoque de la douleur et des contrac-
tions énergiques sur tous les points explorés. Les fonctions se font régulièrement, le pouls est normal, ainsi que
la température. Les urines s'échappent involontairement ;
elles ne contiennent ni albumine, ni sucre.

L'état mental est caractérisé par de l'affaiblissement des
facultés. Il ne reste aucune trace des excitations survenues
à la Charité.

Février 1875. Dans ces derniers temps, l'ataxie a eu
quelques manifestations nouvelles ; les douleurs se font
sentir aux membres supérieurs ; elles sont très vives aux
épaules, surtout à droite. Le malade éprouve dans les
parties affectées une sensation de raideur. Les mouvements
commandés manquent de précision. La sensibilité générale
et tactile n'est pas sensiblement altérée ; en outre, D... a

eu quelques douleurs d'estomac et des vomissements bilieux.

L'état mental n'a pas changé.

OBSERVATION VII (Rey). — Homme 43 ans. Ataxie loc. ; période d'état ; troubles intellectuels consécutifs ; lypémanie anxieuse ; amélioration parallèle des deux maladies.

Wilph. (Adolphe), 43 ans, né à Kemfeld (Suisse), commis en librairie, entre le 31 décembre 1873, atteint de délire mélancolique avec hallucinations et idées confuses de persécution, tentatives de suicide, etc....

Ce malade s'est fait arrêter lui-même pour un crime imaginaire. Il est dans un accès de profonde mélancolie. Sa physionomie exprime l'inquiétude ; il ne cesse de s'agiter, il pousse des gémissements, tantôt s'accusant de faits impardonnables, tantôt se défendant d'accusations portées contre lui. Des voix l'insultent, le calomnient. Il se croit en prison. Malgré cet état délirant, la mémoire est intacte et nous obtenons du malade les renseignements suivants.

Son père avait de fréquents vertiges ; il s'est suicidé à la suite de mauvaises affaires. — Lui a eu la syphilis à 25 ans. Il a toujours été sujet aux maux de tête. Il se livrait ardemment à la masturbation dès l'âge de 7 ans. A 30 ans, il part pour Saint-Pétersbourg. C'est dans cette ville, après sept ans de séjour, que les premiers accidents ataxiques se sont manfestés par des picotements, des fourmillements, puis des douleurs fulgurantes aux membres inférieurs. Un peu plus tard, il a eu des crampes et des fourmillements à la face palmaire des mains. Sa vue s'est troublée. C'est un peu plus tard que la marche s'est embarrassée. A cette époque, Wilph. avait conservé ses habitudes de masturbation et, de plus, il voyait fréquemment des femmes. Au début de sa maladie spinale, rien ne pouvait le satisfaire.

Le malade revient à Paris, où il est depuis sept ans ; après quelque temps de repos dans sa famille, les symptômes ataxiques s'amendent et il peut entrer dans une importante librairie où il a été chargé de la correspondance étrangère jusqu'au mois de 1874, avec quelques rares interruptions.

Pendant la guerre, les douleurs s'étaient aggravées ; la marche était devenue plus difficile. Les rapprochements sexuels étaient accompagnés de sensations douloureuses. En juin 1874, il a dû quitter son emploi. Il s'est fait soigner dans un établissement d'hydrothérapie, puis à l'hôpital Necker. A cette époque, Wilph. était déjà tourmenté par de prétendus actes d'improbité, il était privé de sommeil ; il a fait deux tentatives du suicide.

Voici une analyse sommaire de son état à son entrée à Sainte-Anne : douleurs vives, aux membres inférieurs principalement. — La vision est altérée de diverses manières ; quand il fixe un objet, ou cet objet lui paraît double ou les contours s'effacent, il prend des contours fantastiques, ou bien il change de coloration. Le soir, surtout, il voit des taches noires courir sur le sol ou papillonner dans l'air.

Les troubles de la motilité ne sont pas très accusés ; sensibilité cutanée intacte aux membres supérieurs et diminuée aux membres inférieurs ; sensibilité tactile conservée.

W... se dit toujours coupable des plus grands crimes. Il se croit en prison. Il prend ses compagnons de quartier pour des gens chargés de l'espionner. Dans l'un, il voit le commissaire de police, dans un autre l'exécuteur des hautes œuvres. Il nous croit nous-même attaché à la police et chargé de découvrir ses pensées à l'aide du thermomètre. On l'accuse d'avoir attenté aux jours de l'empereur de Russie ; on l'appelle Prussien. La nuit, il est en proie à l'insomnie. Des images noires passent devant ses yeux et se transforment sans cesse. Il voit quelquefois des animaux autour de son lit. Il entend des bruits confus, souvent on prononce son nom.

23 novembre. Le malade se plaint de maux de tête, siégeant à l'occiput. Il a eu quelques vertiges. Les bourdonnements d'oreilles persistent.

10 décembre. Il se plaint que les aliments ont un goût « narcotique » et trouve un mauvais goût à ses cigares. Du vinaigre très fort mis sur sa langue lui paraît être du vin blanc.

14 décembre. Nous trouvons le malade plus calme. Ses bourdonnements d'oreille ont cessé. Il n'a pas eu d'hallucinations depuis deux jours. Cependant il est encore inquiet : il s'attend à aller expier ses fautes. Les jours suivants, les symptômes ataxiques s'amendent sensiblement ; l'état mental a suivi une marche parallèle.

Wilp... sort dans cet état en mars 1875.

Observation VIII.

(Sur les troubles psychiques qui surviennent dans le cours de l'ataxie locomotrice, par Obeistener, Wiener med. Wochens, n° 30, 1875).

A. B..., docteur en chimie, pharmacien.

Antécédents. La mère a souffert, dans ses dernières an-

nées, de mélancolie. Le malade lui-même a été très excen-
trique dans sa jeunesse ; il a essayé de s'empoisonner avec
de la digitale. En 1864, à la suite d'un fort refroidissement,
il eut des abcès et des furoncles aux jambes. Dans la nuit
du jour de l'an de 1865-66, ayant fait de fortes libations,
il éprouva un second refroidissement. Le lendemain, il
lui sembla avoir un voile devant les yeux et il voyait
double. Ces accidents disparurent bientôt. Quelque temps
après, il ressentit des tiraillements dans les jambes (plus
accentués et de plus longue durée dans la jambe drôite) et
cela à la suite de deux autres refroidissements qu'il avait
attrapés, l'un à la sortie d'un bal, l'autre à un incendie, où
il eut une grande frayeur.

Puis, se montrèrent des douleurs lancinantes qui furent
particulièrement intenses dans les genoux.

La sensibilité diminua lentement et insensiblement,
ainsi que la motilité, de sorte que le malade, en 1869,
pouvait marcher assez bien, soit seul, soit soutenu. Mais
quand il marchait, il lui semblait que le sol sur lequel il
s'appuyait était mou et qu'il s'y enfonçait.

Son œil droit fut affecté d'un strabisme convergent avec
diplopie.

Ces accidents ne s'aggravèrent pas dans les quatre dernières années.

Sa mère mourut en novembre 1873 ; aussitôt après cette
mort, il eut des accès de folie furieuse et jusqu'à trois en
un seul jour. Aux stades d'excitation succédaient des
stades de dépression très grande.

Le 5 janvier 1874, on nous amène le malade à l'asile.

Son état intellectuel ne permet pas de faire, d'une manière satisfaisante, les recherches nécessaires. Au commencement de février, le malade tomba dans un état de

somnolence, qui dura, presque sans interruption, jusqu'au mois d'août, c'est-à-dire six mois. Il restait couché sur son lit, comme s'il dormait d'un profond sommeil, sans dire un mot, sans faire un mouvement. La vessie était paralysée, et pour la vider il fallait comprimer la paroi abdominale. Il ne prenait aucune nourriture et comme il avait beaucoup de peine à avaler ce qu'on lui mettait dans la bouche, il fallut le nourrir exclusivement à la sonde œsophagienne. Les muscles étaient dans le relâchement et les bras élevés retombaient aussitôt. Il parut cependant qu'il se servait un peu de ses muscles, car, en entrant rapidement et doucement dans sa chambre, on pouvait le surprendre quelquefois faisant encore quelques mouvements. Durant tout cet intervalle, cet état de torpeur ne fut interrompu que rarement et pour peu de temps. Ainsi, par exemple, il se leva un jour brusquement sur son séant, donna un soufflet à son domestique et se rendormit tranquillement. Il donnait des signes de frayeur quand on produisait un bruit à côté de ses oreilles. Il maigrissait et s'affaiblissait beaucoup malgré la nourriture copieuse qu'on lui donnait : jusqu'à 12 œufs par jour ; enfin on considérait sa fin comme prochaine.

Au commencement, on avait essayé les moyens thérapeutiques, mais en vain.

Au mois d'août 1874, il se produisit un changement. Le malade se mit à manger, prononça quelques paroles, mais était excitable au plus haut point, de telle sorte que la moindre des choses le faisait pleurer.

Au mois de septembre, il se produisit un état comateux semblable, qui dura plusieurs semaines. Enfin, au mois d'octobre, il s'accusa du mieux. Il mangeait, demandait (par signes) un livre, puis à fumer, mais sans dire un mot.

Il serrait amicalement la main à ceux qui entraient dans sa chambre, riait très volontiers quand on plaisantait avec lui, montrait dans les bouquins et les journaux les endroits qui l'avaient intéressé, mais conservait un mutisme absolu.

Ce fut en janvier 1875 seulement qu'il prononça quelques mots, puis se mit à parler, répondit raisonnablement aux questions, mais soutint qu'il lui était impossible de dire pourquoi il n'avait ni mangé ni parlé. Peu à peu les détails de sa maladie lui revinrent plus clairement, et au milieu de février, époque à laquelle on le considéra comme ayant recouvré son intelligence, il put donner tous les détails sur sa maladie mentale, et principalement sur son sommeil de six mois.

Voici le résumé des impressions du malade pendant le cours de son sommeil.

Après la mort de sa mère, il lui avait semblé voir de l'acide sulfurique sur ses vêtements, et l'idée que sa mère s'était empoisonnée lui avait fait perdre connaissance. Depuis ce temps, il n'était jamais revenu complètement à lui ; tout ce qu'il se rappelle, c'est d'avoir entendu un coup de feu le jour des funérailles, d'être tombé pour se relever aussitôt, et d'avoir ouï des gens qui disaient « il est fou » ; ensuite d'avoir cassé des vitres en criant qu'il était en enfer et qu'il avait besoin d'air. Il n'a aucun souvenir du voyage de Vienne à l'asile, mais il se rappelle être tombé bientôt dans le sommeil comateux. Alors, il entendait des voix du ciel qui lui indiquaient ce qu'il avait à faire. Elles lui recommandaient de rester tranquille, sans faire un mouvement, ensuite de ne manger que ce qu'on lui ferait avaler de force. « Je rougissais souvent d'obéir à ces voix, dit-il, et un jour que je refusais de boire d'un liquide, en

disant que c'était un poison; elles me traitèrent de lâche.
En même temps je voyais des formes nuageuses voltiger
autour de moi ; une foule d'objets me furent ainsi repré-
sentés, et, en fin de compte, les formes et les voix ne furent plus qu'une seule et même chose.

Pendant des journées entières, passèrent ainsi devant
moi les formes les plus variées ; un jour, je passai en revue
tous les animaux de la zoologie, prenant le plus vif intérêt
à tout cela et y absorbant toute mon attention. Quelquefois les voix parlaient si bas que je ne les comprenais pas;
d'autres fois elles arrivaient à mes oreilles comme l'écho
d'une musique lointaine. J'avais toujours faim ; aussi
voyais-je arriver avec plaisir le moment des repas ; je
m'étais tellement habitué à ce monde idéal que j'eus toutes
les peines du monde à m'en arracher. A l'époque où je li-
sais et où j'entendais rarement les voix, je ne savais pas
bien s'il m'était permis de parler ou non. Quand je com-
mençai à fumer, je remarquai le plus grand progrès, les
voix cessèrent de se faire entendre. A présent, mon esprit
est complètement libre, et toute ma maladie m'apparaît
comme un songe. »

OBSERVATION IX (Rey). — Homme 44 ans. Ataxie locomotrice ; amaurose ;
incoordination des mouvements ; troubles intellectuels consécutifs ;
démence avec accès maniaques ; état stationnaire.

Sal... (Jean), né à Corte (Corse), cantonnier, entré à
Sainte-Anne le 26 mars 1875, atteint d'affaiblissement intellectuel et de la mémoire, incohérence, etc.

Habitudes alcooliques. A fait les campagnes de Crimée.

et d'Italie. A son retour d'Italie, à l'âge de 36 à 37 ans, il s'est éveillé un matin ayant les jambes paralysées et ne pouvant quitter son lit. Transporté à l'hôpital du Gros-Caillou, il y a subi un traitement, puis a été envoyé dans une station thermale. Au bout de quelques mois, son état s'étant amélioré, il a pu être employé comme cantonnier. Mais il marchait difficilement et avait souvent des douleurs lancinantes aux membres inférieurs. Il y a trois mois seulement que la vue commence à s'affaiblir. Au mois de décembre 1874, à l'hôpital de la Pitié, cet affaiblissement de la vision a fait de rapides progrès, et la cécité a été complète en peu de temps. Sorti de l'hôpital, il a reçu quelques soins dans sa maison ; c'est là que l'on a remarqué que ses idées étaient sans suite, qu'il perdait la mémoire, qu'il se livrait à des actes déraisonnables. On a dû le séquestrer.

A son entrée à l'asile, le malade présente l'état suivant : Douleurs aux .membres supérieurs et inférieurs. Cécité complète. Papilles atrophiées. Station verticale et marche impossible sans un aide, incoordination peu marquée aux membres supérieurs. Sensibilité générale très émoussée aux membres inférieurs.

L'état mental est caractérisé par un état maniaque marqué au coin de l'affaiblissement intellectuel. Il parle constamment d'une façon inintelligible, il rit ou se fâche sans motif ; tantôt, il refuse de manger ; tantôt, il réclame impérieusement sa nourriture. Il veut se marier avec la sœur du service. Ses réponses sont incohérentes ; il n'a nulle conscience de sa situation. C'est avec peine qu'on arrive à attirer son attention sur ses impressions actuelles. Il ne paraît pas avoir d'hallucinations. Etant assis, il se balance constamment d'une façon grotesque ; il fait entendre une espèce de murmure, qu'il n'interrompt que pour crachoter.

Cet état n'a pas changé depuis que nous l'observons.

OBSERVATION X. — Sur le tabes dorsalis avec aliénation terminale, par le Dr Kraft-Ebing, à Baden-Baden, Allgemeine Zeitschrift für psychiatrie, 1872. — Traduit par notre excellent ami, J.-M. de la Roche-au-Lion.

Caroline Diobold, 49 ans, sans prédisposition héréditaire aux maladies nerveuses. Bien réglée. Il y a 21 ans, elle éprouva de grandes frayeurs pendant le siège d'une forteresse et coucha tout un été dans une cave humide ; c'est à cette époque que remonte le début de la maladie actuelle.

Les premiers symptômes de tabes consistèrent en faiblesse et fourmillements dans la jambe gauche. En 1849, la faiblesse de la jambe gauche s'était accrue au point que la patiente ne pouvait marcher qu'en se faisant soutenir. Peu après, des douleurs se montrèrent également dans la jambe droite, et la malade ne put plus marcher. Elle entra alors à l'hôpital.

Depuis cette époque, rien à noter, si ce n'est des fourmillements et des douleurs fulgurantes qui, au dire de la malade, auraient toujours persisté avec la même intensité. Pas de symptômes cérébraux.

Etat actuel, 21 avril 1869.

Embonpoint ordinaire. Rien d'anormal dans les organes innervés par les nerfs crâniens, non plus que dans la voix et la parole. Sensibilité intacte aux membres supérieurs. Ataxie légère dans les mains. Pas de troubles trophiques.

Conservation de la force musculaire. La malade peut tenir ses jambes élevées, mais elle se fatigue vite et se met à trembler. Elle rend compte de la position et de la direction relative de ses extrémités. La locomotion n'est possible qu'autant que la malade est soutenue ; la marche est incertaine ; le talon frappe fortement le sol ; après quelques pas, la marche s'accélère graduellement.

La contractilité électro-musculaire est normale aux membres supérieurs, amoindrie dans les muscles du mollet, mais exagérée dans les péroniers latéraux et le jambier antérieur.

L'état que nous venons de décrire resta sensiblement le même jusqu'en mai 1870 ; il ne se montra pas d'accidents psychiques.

Il y a cinq semaines environ, sans cause appréciable, la malade devint mélancolique, peureuse, se mit à cacher le peu d'argent qui lui restait, s'accusa de fautes commises avec intention et pour lesquelles elle craignait d'être poursuivie. Elle refusa de prendre des aliments, ce qui l'affaiblit beaucoup.

En même temps se montra une exacerbation de l'affection spinale qui, depuis longtemps, était stationnaire. Pas de troubles de la parole.

Il y a cinq jours, l'état se modifie, la malade s'anime, brise ce qui lui tombe sous la main et exécute avec ses jambes des mouvements d'une force considérable. A cette excitation succéda subitement le soir, du 24 au 25 juin, un grand collapsus dans lequel la malade mourut avec tous les symptômes d'un épuisement général.

L'autopsie ne montra ni tumeur, ni ramollissement, mais des plaques de sclérose disséminées dans tout l'encéphale.

D'après ces observations, l'on voit que les troubles intellectuels dont nous nous occupons ici, apparaissent à une époque avancée de la maladie. presque toujours après l'incoordination des mouvements. Le début de l'ataxie, en effet, est rarement signalé par des désordres pyschiques ; cependant, en dehors des changements de caractère que nous avons étudiés dans le chapitre précédent, l'on a observé des cas de délire coïncidant avec l'apparition de l'affectiou spinale. Nous en citerons plus loin un exemple que nous avons emprunté à M. Lereboullet. La période terminale de la maladie est surtout caractérisée par l'explosion de la démence paralytique, mais pour les cas qui nous occupent, l'on peut dire, d'une façon générale, qu'ils se montrent à une période plus ou moins avancée de la période d'état.

Ce qu'il y a de plus remarquable dans ces observations, c'est le rapport exact qui existe entre les phénomènes ataxiques et les manifestations délirantes. Tout d'abord, la maladie mentale apparaît toujours à une phase aiguë de l'affection spinale ; puis l'ataxie présentant des exacerbations ou des améliorations, l'état mental se modifie dans le même sens.

Chez le malade de l'obs. IV, l'explosion du délire correspond à la perte de la vision et à la plus grande intensité des douleurs, comme dans l'obs. III, où nous avons vu l'hypochondrie se manifester à l'occasion de la perte de la vue.

Le malade de l'obs. VI a été atteint d'aliénation au moment où il venait d'entrer à la Charité, précisément à l'époque où l'affection spinale présentait une aggravation notable et passait, pour ainsi dire, par une phase aiguë.

Non-seulement l'apparition des troubles intellectuels

correspond à une phase d'exacerbation de l'ataxie, mais encore l'état mental s'améliore parallèlement à l'affection spinale, au moins dans bien des cas. Dans l'obs. VII, nous voyons la plus grande intensité du délire lypémaniaque correspondre à un état aigu de l'affection spinale, puis ce délire disparaître dès que la maladie spinale reprend son cours normal. L'obs. XII nous montre des faits analogues.

Quand l'état mental reste stationnaire, il y a lieu de supposer que la lésion scléreuse envahit l'encéphale. Telle est la malade qui fait le sujet de l'obs. X. Dans les cas de ce genre, la maladie est à une période avancée, les membres supérieurs sont pris, la sclérose a envahi la base du cerveau ; presque toujours des symptômes cérébraux, des troubles céphaliques accentués viennent en aide au diagnostic.

Le malade de l'obs. IV offre un intérêt tout particulier. Chez lui, nous voyons une influence manifeste des symptômes propres de l'ataxie sur les manifestations délirantes. On lui tirait des balles dans les jambes et dans les yeux ; il voyait ses pieds partagés à coups de hache ; il souffrait horriblement dans les parties ainsi mutilées ; on lui faisait manger des excréments ; il en percevait l'odeur et le goût. Or, lorsque les symptômes ataxiques viennent à s'amender, tous les désordres psychiques disparaissent. N'est-on point en droit de voir ici une relation d'effet à cause?

Dans certains cas, l'apparition des troubles intellectuels n'est qu'une simple coïncidence. On n'observe pas alors de relation exacte entre les phénomènes ataxiques et les manifestations délirantes ; le début des deux affections ne concorde pas, on n'observe pas ces aggravations et ces améliorations parallèles. Tel nous paraît être le cas emprunté à Obeistener et qui fait le sujet de l'obs. VIII. Si nous l'avons cité en entier, c'est que l'histoire de ce malade est vraiment curieuse et qu'il ne serait pas impossible, à la rigueur, que l'ataxie eût contribué à prolonger la durée du trouble mental. Néanmoins, nous ne croyons pas qu'il y ait là autre chose qu'une simple coïncidence.

En résumé, l'hallucination s'est développée à la période d'état, dans presque tous les cas.

L'ataxie a présenté les symptômes habituels. Les différentes formes mentales ont eu leurs manifestations ordinaires. Les deux affections ont suivi d'abord une marche parallèle, soit qu'elles aient présenté des exacerbations, soit qu'elles se soient améliorées, soit enfin qu'elles aient été stationnaires. En dernier lieu, l'état mental étant guéri ou amélioré, l'ataxie locomotrice reprend sa marche progressive (Rey, *loc. cit.*).

DIAGNOSTIC.

Au dire de Westphal, le début de l'ataxie locomotrice, avec complication de trouble intellectuel, est parfois difficile à distinguer de l'hypochondrie. Des discussions auxquelles se sont livrés les membres de la Société médico-psychologique de Berlin (5 février 1876), il résulte que le meilleur signe différentiel entre les deux affections serait l'existence du réflexe rotulien qui persiste dans l'hypochondrie (Berlin Klin Wochens. n° 27, p. 395). Ce seul signe nous semble insuffisant ; cependant, joint à d'autres symptômes, il peut fournir un élément important de diagnostic.

L'observation suivante, empruntée à M. Lereboullet, nous montre combien les troubles intellectuels peuvent obscurcir le début de l'ataxie locomotrice et rendre le diagnostic difficile.

OBSERVATION XI. — Ataxie locomotrice au début ; troubles intellectuels, par Lereboullet (Société méd. des hôpitaux et Union médicale, n° 96, 1876.)

B..., âgé de 23 ans, au service militaire depuis deux ans, d'une bonne constitution, sans antécédents syphilitiques ou alcooliques était entré à l'hopital du Val-de-Grâce le 31 janvier. M. Lereboullet ne constatant que les symptômes d'une bronchite subaiguë sans complications ne l'avait gardé que dix-huit jours dans son service, et B... en était sorti le 18 février. Quelques jours après sa sortie de l'hôpital, il commença cependant à se plaindre de douleurs assez vives dans les membres inférieurs. Ces douleurs, qui rappelaient assez bien le caractère des douleurs fulgurantes de l'ataxie locomotrice, se localisèrent surtout du côté gauche. Le 11 mars, se trouvant assis en plein soleil dans la cour de la caserne, B... est pris subitement d'une céphalée sus-orbitaire des plus intenses avec troubles de la vue, mais sans perte de connaissance ; on le ramène dans sa chambre ; là il s'aperçoit « qu'il voit double. » La céphalée diminue bientôt , mais les troubles de la vision persistent, et, le 15 mars, B... entre à l'hôpital. Au moment de l'entrée, M. Lereboullet constate l'existence d'une paralysie complète du nerf oculo-moteur commun droit, avec paralysie incomplète de l'oculo-moteur commun gauche (abaissement de la paupière, mydriase, saillie du globe oculaire, pas de strabisme) et très légère paralysie faciale gauche. M. le professeur Perrin, qui voulut bien examiner le malade, ne constata aucune lésion du fond de l'œil. En même temps existait un léger degré de paralysie des muscles adducteurs du membre inférieur gauche et un peu d'hyperesthésie plantaire. Tous ces symptômes furent très passagers. Dès le 21 mars, la paralysie de l'oculo-moteur diminua également, mais il survint une paralysie du nerf oculo-moteur externe, en même temps la paralysie du nerf facial s'accentua et le 10 avril, elle était complète dans la sphère du facial supérieur. Les troubles moteurs de l'extrémité inférieure gauche et l'hyperesthésie plantaire avaient disparu dès le 25 mars. Peu à peu, tous ces symptômes s'atténuèrent et, au moment où M. Lereboullet le présente à la société, B... n'est plus atteint que d'une paralysie faciale très incomplète et d'une paralysie complète du muscle droit externe du côté gauche. A ces symptômes sont même venus s'ajouter depuis huit jours des troubles psychiques assez sérieux. Le malade est atteint d'hallucinations; il se croit un objet de répulsion pour ceux qui l'entourent : depuis deux jours il s'imagine qu'il a été empoisonné et réclame avec instance l'assistance d'un prêtre. Quand on lui parle un peu sévèrement on parvient cependant à fixer son attention, et il explique dès lors assez nettement ce qu'il éprouve et comment reviennent, lorsqu'il se trouve abandonné à lui-même, les illusions et les hallucinations dont il se plaint.

M. Lereboullet pense que ces troubles psychiques seront passagers comme les troubles moteurs qu'il a constatés du côté des muscles de l'œil.

Dans ce cas, M. Lereboullet s'est basé, pour poser son diagnostic, sur : l'absence d'altérations qualitatives ou quantitatives de l'urine, l'absence de vomissements, l'absence de fièvre. Tout cela, joint à la rapidité avec laquelle les troubles intellectuels se sont dissipés, lui a fait rejeter l'idée d'une tumeur cérébrale ou d'une méningo-encéphalite et lui a fait admettre l'existence d'une ataxie locomotrice progressive ; ses collègues de la Société médicale des hôpitaux ont partagé son avis.

A une période plus avancée de la maladie, il y a lieu de tenir un compte exact de ce qui peut revenir à l'intoxication par l'opium. Il suffit de lire le travail de Levinstein sur la morphiomanie, ou la thèse de Calvet sur le morphinisme aigu et chronique pour voir combien sont grandes les analogies. « A côté de sensations, qui ne sont que le prélude de phénomènes plus graves du côté des fonctions nerveuses, viennent se placer des troubles psychiques plus ou moins graves, commençant par les modifications du caractère, une apathie profonde, l'amour de la solitude, la perversion des sentiments affectifs, et finissant par un état maniaque réel, souvent caractérisé par la prédominance des idées de suicide. » (Calvet, thèse de Paris, 1876.)

Il est facile de voir combien ces troubles ressemblent à ceux que nous avons décrits, et cependant, tous les malades qui font le sujet de nos observations sont absolument exempts de morphinisme.

L'apathie qui survient dans l'ataxie locomotrice diffère de celle que l'on observe dans l'intoxication morphinique. Avec la première coexiste presque toujours un affaiblissement de l'intelligence plus ou moins grave, tandis que la seconde survient avant que l'intelligence soit atteinte ; le morphiomane, au moins pendant les premiers temps, s'aperçoit de son apathie et quelquefois la déplore. L'ataxique, au contraire, dont l'intelligence est intacte, ce qui est le cas le plus fréquent, n'est point du tout apathique ; s'il est peintre, homme de lettres, par exemple, sa maladie ne l'empêchera pas de mettre au jour les chefs-d'œuvre que son imagination pourra enfanter.

De plus, il n'existe pas, chez l'ataxique, de tendance au suicide, comme l'a dit depuis longtemps déjà M. le professeur Lasègue. Si par hasard un ataxique se donne la mort, dans un accès de douleurs fulgurantes, par exemple, comme M. le professeur Ball l'a observé une fois à Saint-Antoine, l'on ne saurait voir là le résultat d'un désordre mental proprement dit.

Cette absence d'idées de suicide sert encore comme élément de diagnostic dans les rapports que peut affecter l'ataxie locomotrice avec l'alcoolisme.

Ici, les analogies sont plus grandes qu'il ne paraît tout d'abord. Ainsi, dans l'intoxication alcoolique, on observe des désordres multiples de sensibilité pouvant provoquer des hallucinations, des troubles de la vue, de l'ouïe et même de la locomotion.

M. Charcot, dans ses leçons à la Salpêtrière, a signalé les rapports des deux affections (Rey). « Magnus Hüss, dit l'éminent professeur, a insisté sur les douleurs lancinantes parfois très pénibles, dont se plaignent les alcooliques. Tout récemment MM. Wilks et Lockart ont appelé l'attention sur une forme de paraplégie qui s'observe, paraît-il, assez fréquemment à Londres, chez les femmes, même parmi les ladies, et qu'ils designent, d'un commun accord, sous le nom de paraplégie alcoolique. Un des traits les plus saillants de cette forme pathologique paraît être

l'existencè de douleurs revenant par acccès et que les malades comparent à des chocs électriques. »

L'erreur peut être facile ; cependant, comme dans l'observation suivante, la succession et la marche ascendante
des phénomènes ataxiques permettront, dans la plupart
des cas, de distinguer l'ataxie locomotrice de l'affection
décrite par Wilks et Lockart.

Dans le cas suivant, bien que les habitudes alcooliques
soient franchement établies et qu'on constate un tremblement fibrillaire de la langue, les caractères des troubles intellectuels et l'amélioration parallèle des deux affections
nous autorisent à rattacher la perturbation mentale bien
plus à l'affection spinale qu'à l'alcoolisme, qui peut cependant avoir joué le rôle de cause prédisposante.

OBSERVATION XII (Rey). — Femme de 30 ans. Ataxie locomotrice datan
de 5 à 6 ans ; troubles intellectuels récents après l'incoordination des
mouvements ; affaiblissement simple de l'intelligence et de la mémoire ;
habitudes alcooliques ; amélioration simultanée des deux affections.

Femme P..., 30 ans, née à la Martinique, entrée à
Sainte-Anne le 19 octobre 1874 ; atteinte d'affaiblissement
intellectuel et de la mémoire, incohérence, confusion
dans les idées, etc...

Le père de la malade serait mort d'une congestion cérébrale, la mère était paralysée. Réglée à 14 ans, époque un
peu tardive, vu son origine et le pays qu'elle habitait. La
menstruation n'a pas toujours été bien régulière. Céphalalgie fréquente.

P..., mariée à 18 ans, a eu six enfants dans les conditions normales ; elle a fait deux fausses couches. A la Martinique, elle a fait quelques excès de boisson ; elle buvait du rhum et du vermouth. Le mari, qui nous donne ces renseignements, ajoute que les parents de la malade avaient aussi l'habitude de boire avec excès. Venue à Paris, où elle est depuis 8 ans, la malade s'est adonnée au vulnéraire. Elle en prenait tous les matins, et dans ces derniers temps, oubliant qu'elle venait de prendre sa ration quotidienne, P... la renouvelait plusieurs fois dans la même matinée. Cependant aucun trouble intellectuel ne s'était manifesté, mais les fonctions étaient irrégulières, la menstruation avait des retards.

Il y a 5 ou 6 ans que la malade a commencé à ressentir des douleurs aux jambes ; elles étaient très vives ; il lui semblait, dit-elle, que des chiens lui rongeaient les os ; elle avait en outre des sensations de brûlure qui lui parcouraient la région spinale. Ces douleurs et les sensations venaient par accès s'exaspérant la nuit. Peu à peu, elle a eu de l'affaiblissement de la vue et de la diplopie. Il y a quelques mois seulement que la motilité s'est affaiblie surtout à droite ; la marche s'est embarrassée ; il lui arrivait de ne plus sentir le sol, et, trois semaines avant son entrée à l'asile, elle ne pouvait plus marcher sans un aide.

Il y a quatre ou cinq mois seulement que le mari a remarqué chez elle de l'affaiblissement de l'intelligence et particulièrement de la mémoire. Elle avait quelquefois des bourdonnements d'oreilles, de la céphalalgie, mais pas d'idées délirantes. Quand ces accidents ont été constatés, la malade était déjà faible sur ses jambes, dit le mari. Le 30 octobre, elle est entrée à l'hôpital Saint-Antoine où on n'a pas pu la garder, à cause de son agitation. Elle avait des frayeurs, des hallucinations ; elle criait la nuit. Elle ne conserve même pas le souvenir de son séjour à l'hôpital.

Actuellement douleurs lancinantes, intermittentes aux jambes. Les pieds et les mains sont comme engourdis. Sentiment de constriction à la poitrine. Vue affaiblie surtout à droite. Pupille également dilatée.

La malade ne peut rester debout, ni faire un pas sans un aide ; en marchant, elle frappe le sol du talon. Si nous mettons un bandeau sur les yeux, l'incoordination s'exagère et la malade pousse un cri à chaque pas, croyant mettre le pied dans le vide. Incertitude dans les mouvements commandés des membres supérieurs. La sensibilité cutanée est obtuse, à la plante des pieds et aux jambes ; la sensibilité tactile est altérée d'une façon inégale ; tantôt, en effet, le contact des objets est pénible et presque douloureux ; tantôt la malade ne les sent pas. Dans tous les cas, la forme et la température sont peu ou point appréciées. La sensibilité gustative et olfactive est intacte.

La force musculaire est affaiblie, particulièrement à droite. Les urines ne contiennent ni sucre, ni albumine. La température est un peu au-dessus de la normale ; elle varie de 37° à 37°8, avec exacerbations de quelques dixièmes le soir.

P... est calme ; elle ne présente actuellement d'autre état mental que de l'affaiblissement des facultés intellectuelles et de la mémoire : elle a de la peine à trouver ses idées ; elle ne sait ni le jour ni le mois ; elle ne se rappelle pas, le soir, notre visite du matin. Elle prétend s'être levée dans la journée alors qu'elle n'a pas quitté son lit. Nous n'observons ni délire, ni hallucinations. La nuit seulement son sommeil est quelquefois troublé par des rêves alarmants. Pas d'embarras de la parole. Pas d'inégalité pupillaire. Léger tremblement pupillaire de la langue. —

Mai 1875. La malade sort améliorée; la mémoire est plus fidèle; l'intelligence est moins obscurcie; elle dort mieux; les symptômes ataxiques se sont amendés. Les douleurs et les crampes sont limitées aux membres inférieurs et ont beaucoup diminué d'intensité. La marche est possible, mais toujours difficile et notablement désordonnée.

CONCLUSIONS.

Les troubles intellectuels sont rares dans l'ataxie loco-motrice progressive.

Ils peuvent se produire dans trois circonstances :

1° Lorsque l'altération qui frappe la moelle envahit l'encéphale (cas du Dr Ludwig Kirn), ce qui se reconnaît cliniquement par l'apparition de symptômes cérébraux ;

2° Par simple répercussion sur les centres nerveux de certains symptômes propres à l'ataxie, tels que les douleurs, les fourmillements incessants, la perte subite de la vision et même le défaut de coordination des mouvements ;

3° Enfin l'ataxie locomotrice peut devenir la cause occasionnelle de l'explosion de trouble psychiques chez les individus prédisposés, soit par hérédité, soit par une intoxication, alcoolisme, morphinisme, en particulier.

Dans ces deux derniers cas, l'apparition des troubles intellectuels coïncide avec une exacerbation dans les symptômes de l'affection spinale et les deux maladies subissent presque toujours une amélioration parallèle.

Paris. — Typ. de A. PARENT, DAVY successeur
rue Monsieur-le-Prince, 29-31.

www.ingramcontent.com/pod-product-compliance
Ingram Content Group UK Ltd.
Pitfield, Milton Keynes, MK11 3LW, UK
UKHW021712130726
13696UKWH00004B/1781